Das geschenkte Herz oder mein zweites Leben.

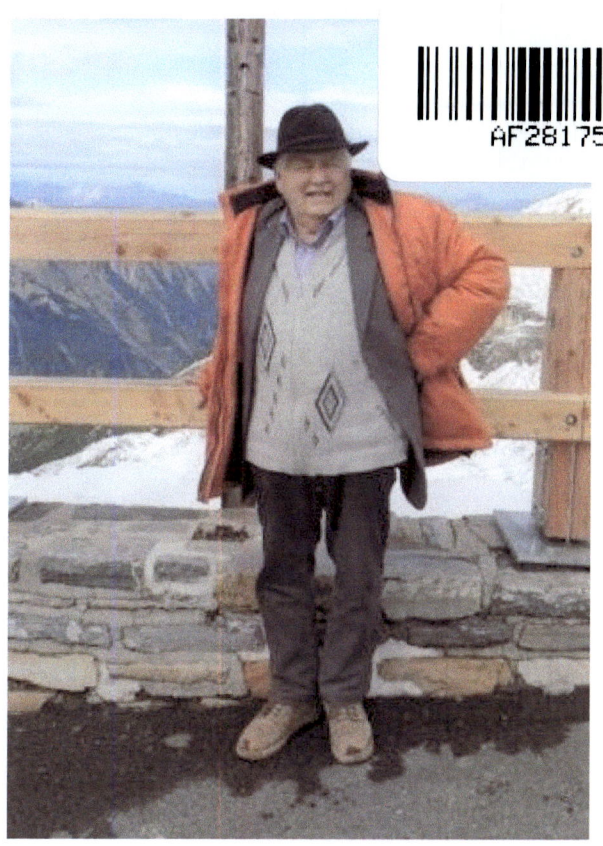

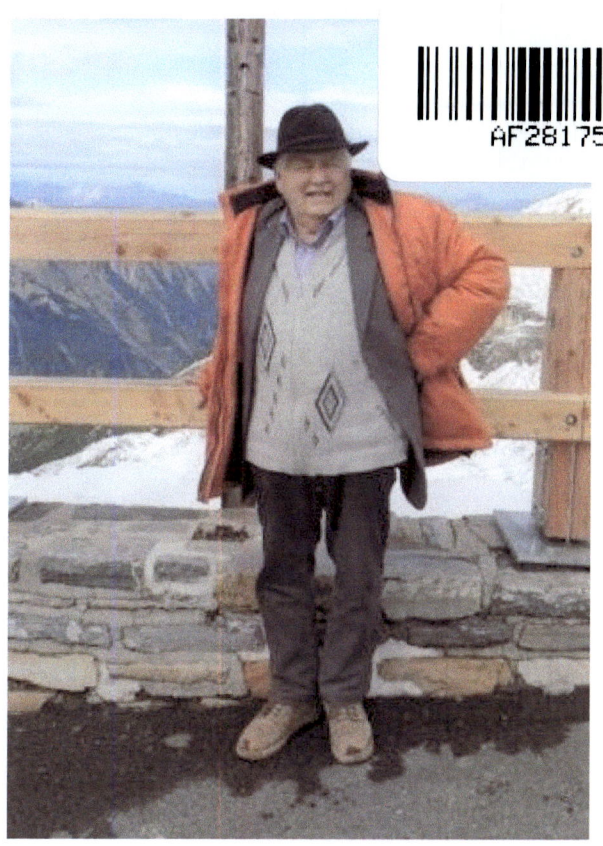

Lebensmut und Hoffnung

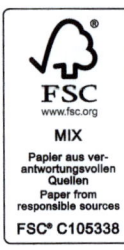

Herstellung und Verlag: BoD – Books on Demand,
Norderstedt
ISBN: 9783757828356

Vorwort

Liebe Leserinn, lieber Leser,
als erstes möchte ich mich bedanken, dass Sie mein Buch erworben haben und vielleicht sogar lesen. Mein Name ist Willmar Amesrei-ter und ich wurde am 28.08.1940 geboren. Ich besaß einen Dach-deckerbetrieb im Westerwald. In dem ich von morgens bis abends gearbeitet habe. Ich selbst würde mich als Workaholic (Arbeits-süchtiger) bezeichnen, bis zu dem Tag an dem die Schmerzen in der Brust losgingen und sich die ersten Herzprobleme andeuteten. Es kam bis zur Herztransplantation mit der ich nun seit mehr als 20 Jahren lebe.

Ich erzähle diese Geschichte, weil Ärzte, Krankenschwestern und Pfleger mich immer wieder baten dies zu tun, um auch an-deren Menschen, die vor einem solch schweren Eingriff stehen, Mut zu machen. Gleichzeitig möchte ich aufzeigen, welche Wid-rigkeiten und Nachwirkungen damit verbunden sind.

Ich wünsche mir, dass ich mit diesem bescheidenen Beitrag an-de-ren Menschen eine Hoffnung geben und die Angst nehmen kann.

Ohne die Unterstützung meiner Familie und die Treue meiner Frau wäre ein Überleben für mich nicht möglich gewesen. Dafür danke ich euch von Herzen und schließe mit dem Psalm, der mir wichtig ist und den auch meine liebe Frau sicher gerne an dieser Stelle des Buches gelesen hätte:
„Denn er hat seinen Engeln befohlen, dass sie dich behüten auf allen deinen Wegen." Psalm 91, 11

Wilmar Amesreiter

Der erste Infarkt

Im Alter von 40 Jahren bekomme ich die ersten starken Schmerzen. Ich dachte, es sei eine Bronchitis, aber im Nach-hinein stellte sich heraus, das war schon eine Angina pecto-ris. Bei Angina pectoris handelt es sich um eine eine akute Koronarinsuffizienz oder auch Herzenge genannt. Am-Sams-tag, den 18. Oktober 1980 war ich mit meiner Frau Gerda in Katzenellenbogen bei Dietz zu Besuch in einer Freizeit bei meinem Sohn Jörg.

Auf der Rückfahrt bekomme ich sehr starke Schmerzen in der Brust. Das Fahren war mir nicht mehr möglich, so dass ich zu meiner Frau sagen musste, "Hör mal ich kann nicht weiterfahren, jetzt musst du fahren". Meine Ehefrau hat dann das Steuer übernommen und uns nach Hause gebracht. Als wir zuhause ankamen, waren meine Schmerzen wieder verschwunden. Einen Herzinfarkt während einer Fahrt hätten wir wahrscheinlich alle nicht überlebt.

Am 19. Oktober 1980 war ich zu Besuch bei meinen Eltern. Eine meiner Tanten war ebenfalls anwesend. Den Nachmittag über sind wir noch spazieren gegangen, haben gelacht und Späße gemacht. Dann ohne jede Vorwarnung traten die Schmerzen wieder auf. Ich dachte die Bronchien seien die Ur-sache. Ich fragte meine Tante, ob sie irgendetwas gegen diese Schmerzen hätte. Daraufhin antwortete meine Tante, sie hätte etwas gegen die Schmerzen, aber nur bei sich zuhause. Wir sind dann gemeinsam zu ihr nach Hause gefahren. Sie hatte eine Tochter, deren Kind sehr schwer krank war.ihr Fast täglich kam ein Arzt zur Kontrolle. Bei ihr angekommen, will ich aus dem Auto steigen, da bekomme ich meinen ersten Herzin-farkt. Leider war der Arzt, der an diesem Sonntag Dienst hatte, schon wieder gefahren. Eigentlich wollte ich jetzt so schnell wie möglich nach Hause fahren, jedoch war ich dazu absolut nicht mehr in der Lage. Meine Frau und m e i n e Cousine sprachen sich miteinander ab. Sie haben mir geraten, mich umgehend hinzulegen. Ich hatte heftigste Schmerzen, in den Armen und in der Brust. Meine Frau war sich sofort sicher, dass es sich hierbei um einen Herzinfarkt handeln würde. Daraufhin haben sie sofort einen Arzt angerufen, der dann auch nach kurzer Zeit eintraf. Obwohl der Arzt bereits wegen der Enkelin meiner Tante hier gewesen war, rannte meine Tante dem an-kommenden Wagen entgegen. Als er angekommen war und einen ersten Blick auf mich geworfen hatte, war ihm sofort klar, dass es sich hier um ein sehr schweres Ereignis handeln muss. Er handelte unverzüglich und spritzte mir mehrere Me-dikamente. Anschließend rief er einen Notarzt. Nach der An-kunft des Notarztes wurde ich umgehend in ein Krankenhaus nach Siegen gebracht. Im Krankenhaus betreute mich der Oberarzt Herr Dr. Berger. Dieser hatte die gesamte Nacht bei mir gesessen, weil ich kurzzeitig einen Herzstillstand erlitten hatte. Elf Tage lang saß meine Frau neben mir auf der Inten-sivstation und hat gehofft und gebetet damit mein Leben wei-tergehen könne. Nach elf Tagen bescheinigte man mir, dass ich jetzt über den Berg sei. Ich habe dann noch bis zum 12. Januar 1981 im Krankenhaus gelegen.

Im Anschluss an den Krankenhausaufenthalt bekam ich eine Rehabilitationskur in Rothenburg an der Fulda verordnet. Hier lernte ich eine Entspannungstherapie kennen, um mich mit autogenem Training auf Ruhe zu schalten. Es wurden noch viele weitere Anwendungen durchgeführt.

Auf einem Ergometer konnte ich eine Leistung von 125 Watt erbringen. Durch diese Leistungsfähigkeit erhielt ich die Er-laubnis, spazieren gehen zu dürfen.

Y-Bypass

Einen Tag vor meiner Entlassung wurde mir ein Herzkatheter von einem ägyptischen Arzt gesetzt. Er hatte durch Einspritzung eines Kontrastmittels festgestellt, dass einige Herzadern ver-kalkt waren. Daraufhin telefonierte er mit der Uniklinik in Gie-ßen, um einen Termin für eine weitere Bypassoperation zu ver-einbaren.

Nachdem ich wieder zuhause war, meldete sich meine Krankenkasse bei mir, um mir mitzuteilen, dass ich einen Renten-antrag stellen solle. Ich hatte dem Mitarbeiter von der Kran-kenkasse mitgeteilt, dass wir doch erst die Bypassoperation abwarten sollten.

Vier Monate später hatte ich einen Termin erhalten. Am 01. Juni 1981 bin ich ins Krankenhaus gefahren und wurde auf die Operation vorbereitet. Es wurde eine Ganzkörperrasur durch-geführt und Zugänge in meine Arme gelegt. Eine Stunde später wurde ich bereits in den OP gebracht. Hier wurde mir die Nar-kose verabreicht und ein sogenannter Y- Bypass gelegt.

Nachdem ich aus der Narkose aufgewacht war, verspürt ich extrem starke Rückenschmerzen, sowie in den Beinen und im Brustbein. Da hatte ich mir selbst geschworen, dass ich mir nie wieder den Brustkorb öffnen lassen würde. Zwei Tage später habe ich mich von dieser Operation wieder gut erholt. Es war

Frühsommer, ich saß draußen unter einem großen herrlichen Baum. Normalerweise hätte ich das Krankenhaus nicht verlassen dürfen, aber ich war immer ein wenig wie eine so ein Luftikus. Meine Mutter und mein Vater besuchten mich während ich da draußen saß. Nachdem wir eine Zeitlang miteinander ge-sprochen hatten, äußerte meine Mutter den Wunsch, die Ope-rationsnarben einmal zu sehen. Ich zeigte ihr diese regen-wurmdicken Narben. Als meine Mutter diese Narben in Au-genscheinnahme, fiel Sie erst einmal in Ohnmacht.

Kurze Zeit später hatte meine Mutter sich Gott sei Dank wieder erholt. Zwei Wochen nach meiner OP wurde ich mit noch drei weiteren Patienten in einem Sammeltransport zu einer An-schlussbehandlung nach Rothenburg an der Fulda gefahren. Sieben Wochen lang wurde ich dort therapiert. Danach fühlte ich mich wirklich bestens. Mein Hausarzt war der Meinungen ich sollte einen Rentenantrag stellen, denn er könnte mich un-ter keinen Umständen wieder gesundschreiben. Das habe ich zum damaligen Zeitpunkt trotzdem abgelehnt, denn ich wollte weiterarbeiten, ich wollte noch nicht zum „Alten Eisen" gehö-ren. Für mich war es zu diesem Zeitpunkt einfach unvorstellbar mit der Arbeit aufzuhören. Ich hatte so viel Verpflichtungen und noch Wünsche, die ich mir noch erfüllen wollte. Zwischen 1981 und 1989 habe ich zwei weitere Reha-maßnahmen in Bad Münster am Stein absolviert. Ich hatte nun auch wieder mit der Arbeit begonnen. Und wie immer mutet man sich dann irgendwann doch wieder zu viel zu. Und die Geschichte nimmt ihren Lauf, und es kommt so wie es kommen muss.

Der zweite Infarkt

Im November 1989 treten starke Schmerzen im Brustbereich auf. Um die Ursache abzuklären bin ich zu meinem Hausarzt ge-fahren, leider war die Praxis geschlossen. Da mir die Priva-tad-resse des Arztes bekannt war und die Schmerzen langsam ins Unerträgliche anwuchsen, fuhr ich zu seiner Privatwoh-nung. Ich klingelte an der Haustüre. Seine Frau öffnete die Tür, teilte mir jedoch mit, dass ich zum Notdienst fahren solle, weil ihr Mann heute frei hätte. Dem Himmel sei Dank, hatte der   der Arzt im Hintergrund das Gespräch mitgehört und eilte in Win-deseile auf mich zu. Ich erklärte ihm in kurzen Worten was los sei, worauf er meinte, dass wir doch besser mal gemeinsam in die Praxis fahren sollten. In seiner Praxis hat er ein EKG und weitere Untersuchungen durchgeführt. Dann legte er eine sehr betroffene Mimik auf und teilte mir mit, dass ich einen Rein-farkt erlitten hätte. Das zieht einem im ersten Moment fast die Beine weg. Es war nicht einmal mehr Zeit, um nach Hause zu fahren, um irgendwelche Sachen einzupacken, sondern ich wurde ohne Umschweife ins Krankenhaus Jung Stilling nach Siegen gebracht.

Eine weitere Bypass-OP

Hier wurden dann weitere Untersuchungen durchgeführt und das Ergebnis war, dass eine weitere Bypass-Operation bevor-stand. Um diese Operation durchzuführen, wurde ein Ter-min für den Januar 1991 anvisiert. Zum vorhergesehen OP-Termin fuhr ich gemeinsam mit meiner Frau nach Gießen in die Uni-versitätsklinik. Kaum im Krankenhaus angekom-men, erfuhr ich, dass die Operation direkt am nächsten Tag durchgeführ werden müsste, um weitere Schäden zu vermeiden. Dann wurde mir ein recht schönes Einzelzimmer zugeteilt. Ich hatte mich an die neue Situation noch gar nicht richtig angepasst, da gingen auch schon die ersten Vorbereitungen für die Operation los. Wieder wurde ich am gesamten Körper rasiert. Anschlie-ßend wurden wieder Zugänge gelegt. Während alle diese Dinge an mir durchgeführt wurden, erkannte mich ein Pfleger wieder, der sich bereits vor 10 Jahren liebevoll um mich gekümmert hatte. Da man meine Hirnströme während der OP messen wollte, wurde mir eine EEG-Maske auf den Kopf gesetzt. An der waren eine Menge Elektroden zur Messung der Gehirnströme gewesen. Am darauffolgenden Tag wurde die Operation durch-geführt. Nach Durchführung teilte Professor Dr. Herrlein mei-ner Frau mit, dass es eine sehr schwierige Operation gewesen sei.

Nach dieser zweiten Bypass Operation bin ich im Februar 1991 in eine Reha nach Bad Krozingen gefahren. Insgesamt dauerte diese Rehamaßnahme vier Wochen. Ich fühlte mich wieder hergestellt und leistungsfähig. Ich fühlte mich so gut, dass ich mit den Arbeiten kurz darauf wieder begann.

Mit meinem Sohn Jörg führte ich endlich wieder kleinere Repa-raturarbeiten durch. Das ging auch eine ganze Zeitlang ohne jegliche Probleme. Bis zum Mai 1991 als ich mit meinem LKW nach Betzdorf gefahren bin. Während der Fahrt bemerke ich an-fangs leichte Schmerzen, die jedoch an Heftigkeit immer weiter zulegten. Es waren Herzrhythmusstörungen die eine Frequenz zwischen 150 und 200 Schlägen aufwiesen. Ich fuhr dann ohne Umschweife wieder zurück nach Hause. Obwohl mein Herz in dieser hohen Frequenz raste, hatte ich das Gefühl völlig ruhig zu sein. Angekommen sah ich, dass der Schwiegervater meines ältesten Sohnes bei uns war. Ich fragte Ihn, ob er Zeit hätte mich zum Hausarzt nach Daaden zu fahren. Angekommen führte der Arzt ein übliches EKG mit mir durch. Während er auf die Anzeigegeräte schaute merkte ich, d a s s er langsam un-ruhig wurde und die Situation anscheinend sehr heikel war. Denn auf den Geräten wurden nun noch Wellen angezeigt. Trotz dieser schwierigen Situation hatte ich das Gefühl ganz ru-hig zu sein; ich bemerkte die Rhythmusstörungen zwar. aber es beunruhigte mich nicht.

Ich muss sie sofort ins Krankenhaus nach Siegen bringen lassen. Die Zeit war so knapp bemessen, dass ein Transport mit einem Krankenwagen nicht schnell genug gewesen wäre, und so wurde ein Rettungshubschrauber angefordert. Wäh-rend wir auf den Rettungshubschrauber warteten dufte ich mich nicht mehr bewegen. Kaum war die Besatzung des Ret-tungshubschraubers eingetroffen trug man mich mit einem Rettungsteam zum Hubschrauber. Jetzt ging es per Hubschrauber ab nach Siegen. Glücklicherweise war der mich damals behandelnder Arzt Dr. Berger wieder anwesend. Nun ging es relativ schnell. Der Arzt holte den Defibrillator und versetzte mir einen Stromschlag. Es dauerte nur wenige Se-kunden und die Rhythmusstörungen hörten auf.

Im Anschluss wurde ich mit dem Medikament Sotalex behandelt. Dieses Medikament wird häufig zur Behandlung von Herzrhythmusstörungen eingesetzt. Das Medikament setzte meinen Puls auf fast 40 Schläge runter, dass hatte den Nachteil, dass ich mich ständig unglaublich schwach und müde fühlte.
Im August 1991 fuhr ich mit meinen Kindern ins Schwimmbad und wir hatten einen herrlichen schönen dort Tag verbracht. Während der Rückfahrt bemerkte ich, dass diese Rhythmusstörungen wieder auftraten. Meine Frau fuhr mich noch am selben

Tag zum Arzt. Der Arzt entschloss sich ein EKG durchzuführen, und kurz daraufhin forderte er einen Rettungshubschrauber an. Als die Besatzung mit den Piloten an kam war ich oben in der ersten Etage. Der stirbt mir hier mit diesem extrem hohen Puls, sagte der Arzt zu meiner Frau. Im Eiltempo wurde ich in den Hubschrauber gebracht und umgehend wieder nach Siegen geflogen.

Oberarzt Dr. Berger setzte mir einen Herzkatheter durch den Arm und kurze Zeit später sind die Rhythmusstörungen vorbei - Gott sei Dank. Der Arzt empfahl mir, mich nach Münster zu wenden, die wären in der Lage mir einen Defibrillator zu set-zen.

Der erste Defibrillator

Ich wurde dann in Begleitung eines Arztes mit dem Hub-schrau-ber nach Münster in die Universitätsklinik gebracht. Auch hier war keine Zeit die Situation zu verarbeiten. Es wird schon am nächsten Tag der Eingriff vorgenommen. Der Defibrillator wurde im Bauchbereich eingesetzt.

Diese Dinger waren damals noch recht groß. Ich gehörte damals zu dem ersten erlesenen Kreis von eintausend Menschen, die einen solchen Apparat erhielten. Nachdem ich soweit alles gut überstanden hatte, musste ich anschließend alle acht Wochen zur Kontrolle.

Zur selben Zeit wurde von einem Herrn Dr. Block ein Verein die „Defi-Liga" gegründet. Hier treffen sich Menschen zwei-, drei-mal im Jahr, um dort ein Arzt-Patientenseminar abzuhalten. Ich war von Anfang an mit dabei und konnte mich so schon häufig mit anderen Betroffenen austauschen. Hier erfuhr ich zum Bei-spiel, dass die Defibrillatoren zuerst an Hunden ausprobiert wurden und man sich danach entschloss, die Entwicklung für den Menschen voranzutreiben. Da hatte der beste Freund des Menschen mal wieder dazu beigetragen, die Lebensqualität des Menschen und damit auch die meine zu erhöhen. Also vie-len Dank ihr Vierbeiner.

Die Geräte waren zu diesem Zeitpunkt in keiner Weise wirklich ausgereift. Wir waren die Versuchskaninchen. In den ersten Wochen war alles glatt gelaufen und ich fühlte mich wohl. In der achten Woche hatte der Defibrillator zum ersten Mal eine Fehlfunktion, und ich bekam aus dem Nichts heraus plötzlichen einen Schlag. Dieser Schlag versetzte mei-nen ganzen Körper in einen kurzzeitigen Schockzustand. Nor-malerweise sollte der Defibrillator nur einen Stromstoß ab-setzen, wenn Rhythmus-störungen auftreten. Zu diesem Zeit-punkt hatte ich in keiner Weise das Gefühl an Herzrhyth-musstörungen zu leiden. Dies geschah immer mal wieder. Ein-mal saß ich im Kundengespräch, als plötzlich ohne jede Vor-warnung ein solcher Stromschlag mich durchfuhr. Mein Kun-de saß mit Erstaunen und Entsetzen vor mir, als sich diese Szenerie vor seinen Augen abspielte. In einem späteren Ge-spräch mit einem Arzt wurde mir dann er-klärt, dass es sich hierbei um Fehlfunktionen gehandelt hatte. Das sind die Nach-teile, wenn man zu den ersten Patienten ge-hört, an denen ein solch neuartiges Gerät ausprobiert wird.

Es gingen zwei Jahre ins Land. Immer mal wieder kam es zu ei-nem Stromschlag, aber damit musste ich nun mal leben, ich war ja froh überhaupt noch am Leben zu sein. Alle 8 Wochen bin ich zur Kontrolluntersuchung nach Münster gefahren. Es gab nun auch in Siegen im Krankenhaus Jung Stilling ein

Kontrollgerät für den Defibrillator. Die Kontrollen wurden nun alle 3 Monate durchgeführt. Das Gerät zum Überprüfen des De-fibrillators sieht ein bisschen so aus wie eine Polizeikelle. Der Untersuchende führte diese Kelle nah über den Defibrillator und kann anschließend Werte auslesen. Die Ärzte bezeichnen diese Schocks als Episoden. Man muss sich einmal vorstellen, dass das erste Gerät mich innerhalb von drei Jahren vierzehn-mal ohne Rhythmusstörungen geschockt hatte.

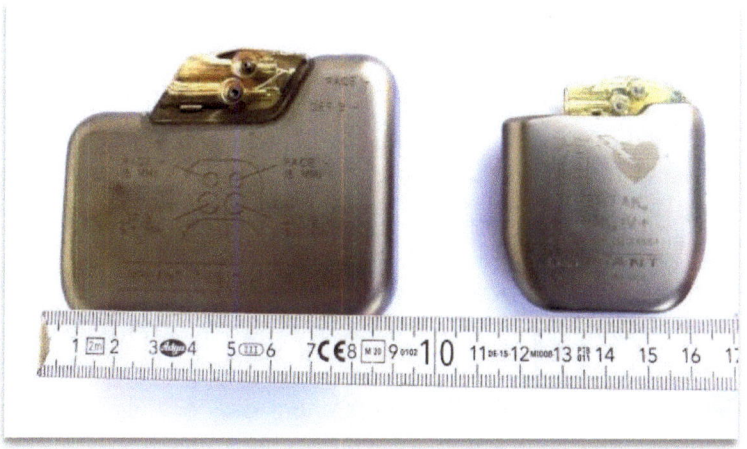

Vergleich der Größenordnungen der Defibrillatoren

Der zweite Defibrillator

Im Jahre 1994 wurde bei einer Kontrolluntersuchung festgestellt, dass sich die Batterien des Defibrillators langsam dem Ende zuneigten. Inzwischen war die Entwicklung vorangeschritten, und mein Arzt empfahl mir einen neuen Defibrillator in Münster einsetzen zu lassen. Noch im selben Jahr bekam ich in der Universitätsklinik in Münster einen Termin, und der zweite Defibrillator wurde nun im Schulterbereich eingesetzt. In den Jahren von 1994 -1999 hatte ich sehr viele Herzrhyth-musstörungen und musste immer mal wieder diese extremen Schläge ertragen. Für mich waren und sind diese Geräte meine Lebensretter und wahrscheinlich auch für viele andere Men-schen. Irgendwann nach 5 Jahren leerte sich die Batterie von meinem Defibrillator. Es war nun wieder an der Zeit, einen Aus-tausch vorzunehmen.

Hierfür veranlasste Herr Dr. Berger einen Termin in Bad Nau-heim. Diese Klinik war eine spezialisierte Klinik für Menschen mit Herzproblemen. Im Mai 1999 war es dann soweit mir wurde ein Austauschgerät wieder im Schulterbereich implan-tiert. Leider war diese Operation den Ärzten nicht wirklich gut gelungen. Als die ersten Tests nach der Operation durchge-führt wurden traten bei mir unerwartete Herzrhythmusstörun-gen auf. Die anwesenden Ärzte versuchten nun mit weiteren Schocks diese Störungen aufzulösen. Das war einer der schlimmsten Tage meines Lebens. Mein ganzer Brustkorb und Rückenbereich waren übersät mit Blutergüssen. Da die Ärzte die Rhythmusstörungen nicht in den Griff bekamen, entschie-den sie sich mich ins Krankenhaus in Siegen zu bringen. Mein für mich schon so lange zuständiger Arzt Dr. Berger gab mir zu verstehen, dass er diese Störungen in den Griff bekommen würde und genau so geschah es dann auch. Er führte dann auch später alle Kontrolluntersuchungen durch.

14

Im November hatte ich mir eine Grippe zugezogen. Es war mir fast unmöglich genug Luft zu bekommen. Nun musste ich Tag und Nacht an ein Sauerstoffgerät angeschlossen werden. Die Grippe begleitete mich bis Januar. Durch diese Grippe war mein Herz so stark geschädigt worden, dass nun laut meines behan-delten Arztes eine Herztransplantation unumgänglich sei. Das war mal wieder ein Paukenschlag, da braucht man erst mal eine Zeit um den wegzustecken. Laut den Aussagen meines behan-delnden Arztes Dr. Berger bin ich der zweite Patient gewesen, den das Siegener Krankenhaus an eine spezielle Herzklinik überwiesen habe.

Damit ich überhaupt einen Termin für eine Voruntersuchung in Bad Oeyenhausen bekomme konnte, musste ich mich vorher ei-nigen gesundheitlichen Tests unterziehen. Dafür musste eine zahnärztliche Untersuchung durchgeführt werden, denn viele Erkrankungen, und gerade im Herzbereich, gehen auf eine Ent-zündung im Zahnbereich zurück. Ebenso wie eine hautärztliche Untersuchung stattgefunden hatte, musste ich mich ebenfalls einer psychologischen Begutachtung und ei-ner urologischen Befundnahme unterziehen. Alle Untersu-chungen sollten aus-schließen, dass man jemanden ein Herz implantiert, der unge-eignet war, weil er eine Erkrankung hat die sowohl den schwie-rigen Eingriff, als auch die Zeit danach nicht lange überdauern würde.

Anfang Januar 2000 war es dann soweit, meine Frau hatte alles Notwendige für mich zusammengepackt und wir sind dann gemeinsam zum Operationstermin nach Bad Oeyenhau-sen gefahren. Endlich wurde nun die eigentliche Voruntersuchung für die Transplantation durchgeführt. Der Katheter wurde untersucht und wer weiß wie viele Sa-chen noch. Jetzt lag ich angespannt auf meinem Zimmer und wartete auf die Untersuchungsergebnisse. Dann öffnet sich die Türe und fünf Leute in Weiß, alles Kapazitäten auf ihrem Gebiet, stehen vor meinem Bett und teilen mir mit, dass die Transplantation nicht durchgeführt werden könne. Mein Lungendruck wäre so hoch, dass ein solch schwerer Eingriff mein Leben gefährden würde. Komisch mein Leben steht auf dem Spiel, weil mein Herz nicht richtig funktioniert und die sagen eine Transplantation würde mein Leben gefährden. Ich sitze schweigend da in tausend Gedanken versunken, wie geht es weiter, muss ich sterben, alles Sch...

Meine Ehefrau genauso fassungslos und ohne Worte wie ich. Soll der Tod tatsächlich so nah an mich herangerückt sein.
In meiner Verzweiflung wende ich mich wieder an meinen mir mit der Zeit so vertrauten und liebenswerten Arzt wie es Herr Dr. Berger nun einmal war und berichte ihm von mei-nem Ergebnis.

Der ist wie immer völlig ruhig und gelassen und gibt mir zu verstehen, wenn ich sage man kann transplantieren, dann kann man transplantieren. Es gibt jetzt nur eins, ich setze sie auf die sogenannte Frankfurter Liste und vorher vereinbare ich noch einen Termin in Bad Nauheim in der Klinik. Im Mai und Juni bin ich 14 Tage in der Klinik auf der Herzstation. Auch in dieser Zeit wird wieder eine Untersuchung nach der anderen an mir durchgeführt. Dann nach allen Anspannungen, Ver-zweiflungen, Verfluchungen und Ängsten, teilt man mir nun mit, „Den Mann kann man transplantieren". Eine Befreiung eine Hoffnung ein Beben durchfließt mich und gibt mir neue Kraft und Hoffnung, dass vielleicht doch noch alles gut wird. Oh Herr ich danke Dir.

Die neuen Befunde wurden der Klinik in Bad Oeyenhausen mitgeteilt. Im September wurde ich dann für eine weitere Un-tersuchung einbestellt. Diese Untersuchung war fast die glei-che wie in Bad Nauheim. Jetzt sollte die Zeit des War-tens be-ginnen. Ich wurde auf die Liste für Herztransplantatio-nen ein-getragen. Ich war kaum richtig zuhause, da kommt es plötzlich zu einem Nierenversagen, gerade jetzt wo doch alles unter-sucht worden war. Ich war gerade im Badezim-mer, als ich mit einem Mal nicht mehr auf den Beinen halten konnte und ge-stürzt bin. Den Aufprall hatte meine Frau ge-hört und sie ist sofort ins Badezimmer geeilt. In ihrer Ver-zweiflung hat sie un-sere Schwiegertochter angerufen, die ist dann direkt bei uns eingetroffen, und hat sofort einen Rettungswagen mit Not-arzt gerufen. Im ersten Moment hat-te meine Schwiegertoch-ter vermutet, dass ich bereits verstorben sei und begann schon damit sich ernsthaft Ge-danken zu machen, wie sie das ihren Kindern erklären kön-ne. Während ich noch da lag und alle auf den Notarzt war-teten, gab mir meine Frau einige Klapse auf meine Wan-gen, die mir dann das Bewusstsein wie-derbrachten. Das Ers-te, was ich dann von mir gegeben habe, " War ich tot?". Nach einer geraumen Zeit ist dann endlich der Notarzt ein-getroffen, der mich sofort in das nächstgelegene Kranken-haus bringen ließ. Meine Frau teilte dem Arzt noch mit, dass ich unbedingt nach Siegen gebracht werden müsste, da ich dort ja in Behandlung sei. Aber anstatt mich nach Sie-gen zu fahren wurde ich in das nächstgelegene Krankenhaus nach Kirchen gebracht. Endlich in Kirchen angekommen, bin ich im Behandlungsraum, da fängt mein Defibrillator an

Schläge auszuteilen. Die anwesenden Schwestern stürmen aus dem Behandlungsraum, und so waren nur noch meine Frau und ich im Untersuchungszimmer. Der Defibrillator hörte nicht auf Stromschläge auszusenden. Man kann sich das kaum vorstellen, aber an diesem Tag hat der Defibrillator mir insgesamt 18 Stromschläge verpasst. Ich danke dem Herrgott, dass ich ein solches Martyrium überstehen durfte. Eine ganze Zeit war verstrichen, bis endlich einer der Ärzte auf mich und meine Frau zukamen, um uns mitzuteilen, dass ich so schnell wie möglich nach Siegen ins Krankenhaus Jung Stilling verlegt werde. Dann ging es ruckzuck mit dem Krankenwagen nach Siegen. Umgehend hat der Arzt den Defibrillator abgestellt, was für ein Segen, nicht weiter diesen unerwarteten Schlägen ausgesetzt zu sein. Dann kümmerten man sich erfolgreich um das Nierenproblem.

Am 9. Oktober wurde ich dann entlassen. So langsam aber sicher verspürte ich immer mehr Unlust irgendwelche Krankenhäuser aufzusuchen. Den Montag saß ich mit meinen Kindern und meinem Schwager zusammen, und wir unterhielten uns angeregt über die vergangenen und kommenden Ereignisse. Dann hörte ich wie im Nebenraum das Telefon klingelte. Ich begebe mich ans Telefon, nehme ab, und am anderen Ende der Leitung ist einer der Ärzte aus Bad Oeyenhausen. Die Worte die dann fielen haben sich mir in mein Gedächtnis verankert, „Herr Amesreiter wir haben ein Herz für Sie". Heute Morgen bin ich erst nach Hause gekommen und eigentlich hatte ich die Schnauze voll von Krankenhäusern, da kommt der für mich so lebenswichtige Anruf. Der Arzt stellt mir am Telefon noch die Frage, ob ich in irgendeiner Form erkältet sei, also Schnupfen,

Fieber oder andere Symptome hätte. Da ich keinerlei dieser Symptome aufwies, sagte ich, „Ich habe keinen Schnupfen und auch kein Fieber. Nun wurde mir die alles entscheidende Frage gestellt: Wollen sie transplantiert werden ja oder nein? Im ers-ten Moment konnte ich gar nicht richtig antworten, wie sollte ich nach Bad Oeyenhausen gelangen, das ist fast 240 km weg von hier. Also frage ich ohne auf die Frage zu beantworten, wie soll ich denn jetzt so schnell zu Ihnen kommen. Daraufhin gibt mir der Arzt zu verstehen, dass der Transport von seiner Seite aus geregelt würde. Nun blieb mir nichts anderes mehr übrig als ja zu sagen.

Nach diesem Gespräch kehrte ich zurück zu den anderen, die mich mit großen fragenden Augen anschauten. Anschließend teilte ich meiner Familie mit, dass der Anruf aus Bad Oeyenhausen gewesen sei und schon ein Spenderherz für mich bereit wäre. Alle waren erstaunt, nur 14 Tagen nach der Aufnahme in die Frankfurter Liste war bereits ein Spenderherz vorhanden. Hier musste also jemand verstorben sein, dessen Herz ich jetzt erhalten durfte. Jetzt können wir nur noch beten und hoffen sagte ich meiner Familie. Kurz nach 17:00 Uhr - steht dann ein Krankenwagen vor unserer Haustüre. Da ich noch ge-hen konnte steige ich in den Wagen ein und die Fahrt geht los. Ich denke mal das waren nicht mehr als 500 m auf einen Park-platz und wir halten wieder an. Währenddessen hält der Fah-rer unentwegt Kontakt mit dem Rettungshubschrauber, denn der will noch wissen ob es in der Nähe Hochspannungsmasten gibt. Glücklicherweise sind keine in der Nähe und der Hub-schrauber kann landen. Durch den Lärm, den ein solcher Hub-schrauber verursacht, hatten sich schon einige Menschen auf dem Parkplatz versammelt. Dann verabschiede ich mich noch von meiner Frau und meiner Familie, die ebenfalls auf den Parkplatz gekommen waren. Dann geht es rein in den Hubschrauber, wir heben ab und ich sehe meine Familie noch win-ken. Dann verschwinden wir in der Weite des Himmels. Wäh-rend des Fluges hatte man mir Kopfhörer aufgesetzt und nach ca. 30 Minuten sind wir dann in Bad Oeyenhausen gelandet. Dort kommen die Ärzte dem Hubschrauber mit einer Liege ent-gegen und fragen mich noch ein paar Dinge zu meiner Person ab. Im Untersuchungszimmer warten schon ein weiterer Arzt und mehrere Krankenschwestern, die sich direkt an die Arbeit machen, Ausziehen, Körperrasur, Zugänge legen und so weiter. Nun warten alle, dass das Spenderherz ankommt. Eine der Schwestern fragte mich, ob Sie bei der Operation zusehen könnte, da hatte ich natürlich nichts dagegen. Dann hören wir das Dröhnen der Hubschrauber, das muss es sein, das Herz, welches ich gleich bekommen werde und genauso ist es. Jetzt geht alles wie im Flug, rein in den Aufzug, runter in die Operationsräume, dann durch ein Schleuße, da werde ich dann auf das Operationsbett gehoben und danach in den Operationssaal geschoben. Neben meinem Bett steht ein Arzt, der mir zu verstehen gibt, wenn alles gut laufe, wäre ich morgen wieder zu hause. Derzeit würde man noch das Spenderherz genauestens untersuchen. Dann vergehen wenige Augenblicke und es kommt das Okey für die Transplantation. Ich bin nicht mehr in der Lage alle Ärzte und Schwester zu zählen. Ich sehe nur noch diese riesige helle Operationsleuchte über mir. Der Narkose-arzt schließt mich an und dann dauert es nicht mehr lange, bis ich weggetreten bin. Ich sollte von 10 rückwärts zählen, die letzte Zahl an die ich mich erinnere ist die Sieben, und dann herrscht Ruhe und Leere. Insgesamt hat die Operation fast vier Stunden gedauert. Ich bin dann am anderen Morgen um 4:00

Uhr aus der Narkose erwacht. Zwei Pfleger kümmerten sich rund um die Uhr um mich. Nach zwei Tagen wurde ich dann auf ein hübsches Einzelzimmer gelegt. Ebenfalls wurde meine Familie direkt nach der Transplantation angerufen, um den Wartenden das gut gelungene Ergebnis mitzuteilen. Elektroni-sche Geräte standen um mich herum, die jede körperliche Re-gung aufzeichnete.

Nach 5 Tagen wurden die Zugänge an den Armen wieder entfernt. Es war mir jetzt auch wieder erlaubt aufzustehen, zu trinken und zu essen. In dieser schweren Zeit war meine geliebte Frau Gerda jeden Tag bei mir, sie hatte sich ein Zimmer in einer Pension in der Nähe genommen um mir ständig liebevoll in dieser Situation sowohl psychisch und physisch beizustehen. In der zweiten Woche fing ich bereits mit Fitnessübungen an. Die Dosis meiner Medikamente wurde bestimmt und nach nur 14 Tagen durfte ich die Klinik an einem Samstag wieder verlas-sen. Auf der Fahrt nach Hause sitzen wir beide gut gelaunt und singend im Auto, da schießt es uns beiden wie vom Donner-schlag getroffen durch den Kopf, dass die Ärzte uns die so le-benswichtigen Medikamente nicht mitgegeben haben. Das Dumme war nur, dass es uns erst kurz vor zuhause aufgefallen war. Nach kurzer Überlegung hatten wir uns entschlossen, die Medikamente in einer Apotheke zu beschaffen. Nachdem wir mehrere Apotheken erfolglos abgefahren sind, mussten wir erst einmal aufgeben und warteten ab wie es weitergeht. Es dauerte nur wenige Tage bis die Abstoßungsreaktionen los-ginge; normalerweise hätte ich sogenannte Immunsuppressiva zu mir nehmen müssen. Das ist eine Gruppe von Medikamen-ten, die verhindern, dass der Körper das neu eingesetzte Organ nicht bekämpft, das heißt, dass Immunsystem wird unter-drückt. Mein Puls fing plötzlich zu rasen an. Bis zu 180 Schläge in der Minute, es war mir übel und insgesamt ging es mir gar nicht gut. Wir holten dann umgehend einen Notarzt herbei, der mich dann im Krankentransport nach Siegen brachte. Hier schafften es die Ärzte meinen Puls ein wenig herunter zu re-gulieren, aber richtig gut fühlte ich mich immer noch nicht. Den Ärzten war dieser Zustand zu ungewiss, so dass sie veranlassten mich nach Bad Oeyenhausen zu verlegen. So ge-schah es dann auch direkt am nächsten Morgen. Per Rettungshubschrauber wurde ich wieder in die Klinik in Bad Oeyenhausen eingeflogen. Dort angekommen nehmen mich Ärzte und Schwestern sofort in Empfang, legen mich auf eine fahrbare Liege und bringen mich auf die Intensivstati-on. Hier wurde mir sofort eine Infu-sion angelegt, und dann dauerte es nicht mehr lange bis mein Körper sich und vor allem mein neues Herz sich wieder beru-higten. Nach nur wenigen Tagen durfte ich die Klinik wieder verlassen und kehrte Heim zu meiner Familie. Die Ärzte in Bad Oeyenhausen hatten mir für die Zeit daheim einige Hausaufga-ben mitgege-ben. Jeden Morgen musste ich eine sogenannte Selbstkon-trolle durchführen.

Selbstkontrollliste Januar 2003

Dazu gehörten es das Körpergewicht, den Blutdruck, die Körpertemperatur, die Blutzuckerwerte zu messen und in einem Tagesprotokoll zu vermerken. Die erste Zeit musste ich darauf achten mich möglichst nicht mit einem Virus oder Bakterium anzustecken, und damit nicht heftigste Reaktionen hervorzuru-fen. Ich musste stets eine Maske tragen, durfte niemandem die Hand reichen und sollte auch keinerlei Veranstaltungen aufsu-chen, wo sich viele Menschen treffen.

Neben Alkoholverbot waren einige Früchte wie Grapefruits oder Schisandrabeeren, Gewürze und bestimmte Kräuter wie Johanniskraut und Knoblauch, die sich nachteilig auf die Medikamente (Immunsuppressiva) auswirken oder sogar aufheben könnten, verboten.

Insgesamt war die Transplantation gelungen. In den ersten vier Wochen hatte ich das Gefühl wie neugeboren zu sein. In der fünften Woche bekam ich sehr starke Rückenschmerzen. Die verordneten Massagen verschlimmerten leider die Schmerzen. Nach ein paar Massagen lehnte mein Masseur es ab, weitere Behandlungen durchzuführen. Darauf begab ich mich zu mei-nem Hausarzt, der mich dann röntgen ließ. Es wurde festge-stellt, dass alle meine Lendenwirbel eingebrochen waren.

Die Ursache ist mit höchster Wahrscheinlichkeit auf die Einnahme von diesem vielem Cortison zurückzuführen. Die Schmerzen waren der Weg durch die Hölle die nur ertragbar waren, wenn ich die richtige Menge Morphin im Kopf hatte. Durch diesen Umstand wurde ich schwerstbehindert. Anschließend wurde neue Massagen angesetzt die meine Nerven im Lendenbereich beruhigten. Langsam gingen die Schmerzen zurück und ich begann mit einem Rollator wieder zu laufen. Drei Jahre hat es gedauert bis ich wieder ohne Rollator laufen konnte.

Eine weitere wichtige Sache war, dass ich alle acht Wochen mit einem Taxi in die Klinik musste, wo dort dann immer kleine Gewebeproben (Biopsie) entnommen und untersucht wurden. Die entnommenen Proben wurden dann an ein Speziallabor in Hannover und Bielefeld geschickt. Hier wurde dann genau untersucht ob mein Körper versuchte das neue Organ abzustoßen. Danach richtete sich dann, in welcher Menge die Immunsuppressiva genommen werden mussten.

Natürlich musste ich peinlichst genau darauf achten, die umfangreiche Liste an Medikamenten regelmäßig einzunehmen.

Das „Verschenken-Syndrom"

Eine kleine Begebenheit möchte ich hier noch erwähnen. Während der Zeit in der Herzklinik hatte ich ein Gespräch mit einer der dort arbeitenden Pfleger. Er erzählte mir, dass manche Menschen nach einer solchen Operation plötzlich neue Verhaltensweisen an den Tag legen können. Das konnte ich erst gar nicht so richtig nachvollziehen. Jedoch stellte ich irgendwann fest, dass sich bei mir ein ähnlicher Zustand ausgebildet hatte. Ich begann plötzlich ständig Dinge zu verschenken. Ob es Uhren, Geldgeschenke oder handgemachte Dinge waren, es tat mir einfach gut Dinge zu verschenken. Irgendwann trat meine Frau auf mich zu und gab mir eindeutig zu verstehen, dass das nicht immer so weiter gehen könne. Sonst kommt irgendwann der Zeitpunkt, an dem wir selber Geschenke brauchen. Nach einer gewissen Zeit hat dieser innere Drang wieder aufgehört. Sechzehn Jahre lang bin ich zusammen mit meiner Frau zweimal im Jahr nach Bad Oeyenhausen gefahren, da wurde dann immer ein sehr umfangreicher Check-up durchgeführt. Leider ist meine Frau dann im Jahr 2016 verstorben.

Nebenwirkungen und Folgen

Bis heute ist ein Freund so nett und begleitet mich zweimal im Jahr zu dieser Untersuchung. Für diese Untersuchungen in der Klinik muss ich immer drei Befunde mitbringen. Einen Befund vom Hausarzt, Urologen und einen vom Hautarzt. Einmal wurde vom Urologen ein Tumor in der Prostata festgestellt. Diesen 38 Gramm schwere Tumor hat man mir dann in Köln entnommen.

Im Jahr 2006 und 2008 stellte sich bei mir einen Harnröhren-
verengung ein, diese wurde mittels einer Endoskopischen
Schlitzung erfolgreich beseitigt. Im Jahr 2016 stellte sich bei
mir Hautkrebs ein, bei der ich das erste Glied meines Daumens
am-putiert bekommen habe. Danach musste ich bis heute
regel-mäßig bei einem Dermatologen auf Hautkrebs untersucht wer-den. Leider sind immer wieder neue Krebsentartun-
gen auf mei-ner Haut entstanden und so muss ich neben dem
anderen gan-zen Untersuchungsterminen auch noch zweimal im Jahr in Bonn eine gründliche Hautuntersuchung
durchführen lassen. In der Folgezeit wurden weitere Haut-
krebs-Erkrankungen diag-nostiziert. Ich vermute, dass diese
Hautentartungen, aufgrund der vielen Medikamente, insbesondere auf die Immunsupp-ressiva zurückzuführen sind.

Schlusswort

Trotz dieser ganzen schwierigen Operationen, Behandlungen, und Stromschläge, die ich ertragen musste, durfte ich bis zum heutigen Tage ein wirklich glückliches Leben führen. Meine Familie und ganz besonders meine Frau waren zu jederzeit bereit mir die notwendige Unterstützung zu geben. Unerwähnt möchte ich auch an dieser Stelle nicht lassen, dass ich mein Mitleid und meinen tiefsten Dank dem Menschen entgegenbringen möchte, der mir sein Herz gespendet hat. Ein ganz großes Dankeschön gilt natürlich den behan-delnden Ärzten, sowie Pflegekräften, insbesondere Herrn Dr. D. Berger und Herrn Dr. R.M. Hadem, die mir ein solch lan-ges Leben ermöglicht haben.

Trotz all dem mit der Krankheit verbundenen Leid, möchte ich nicht vergessen Gott, meinem Schöpfer und Herrn zu danken, der mich durch die schweren Zeiten getragen hat.

DANKE

„Denn er hat seinen Engeln befohlen, dass sie dich behüten auf allen deinen Wegen." Die Bibel, Psalm 91, 11